簡単！15の習慣を変えて、18キロやせたダイエット

安藤 正明 Masaaki Ando

文芸社

はじめに

みなさん、こんにちは。はじめまして。私は製造業の工場で働いている会社員です。現在の職場で3交替勤務を始めてから早いもので14年になりました。

交替勤務を始めた当初は、睡眠時間や食事時間などタイミングがつかめず、とても苦労しましたが、10年も経つと自分なりの生活リズムもつかめて慣れてきました。

最近、工場はもちろん、病院や介護施設など多くの職場で交替勤務をしている人がいます。

また、土日勤務や4勤2休といった曜日関係なしの不規則勤務で働いている人もたくさんいます。そういった不規則な生活をしていると、どうしても身体のリズムを崩しがちです。

ダイエットに関しては、医師の立場や栄養士の立場など、さまざまな観点から数多くの本や雑誌が毎年世に出されています。しかし実際にダイエットをする人は主に会社員やOLや学生や主婦など、素人がほとんどなので、なかなか同じようにはいかないでしょう。難しい理論や知識ばかりが詰まっていたり、AとBの本では書いてあることが180度違っていたりすると、いったい何をすればいいかわからなくなります。

難しい本よりもっと身近な日常生活の中で痩せることはできないのか？　そこで今回、私自身が半年間で18キロ痩せた体験をもとに本を書いてみることにしました。

私は医師でもないし、栄養士でもないので専門的なことは正直わかりません。

しかし小さなことかもしれないけれど、「コツコツ続けていくことが大切である」ということだけは自信を持って言えます。

「1カ月で10キロ痩せる」などという夢のようなダイエットはできませんが、みなさんに少しでも身体も心もスッキリしてもらえたら、とてもうれしいです。

本書では主に「書く」「実行する」「振り返る」を繰り返します。ダイエットというと、お金がかかったりダンベルなど器具を準備しなければいけないと思いがちですが、はじめはメモ帳と筆記用具だけで充分です。普段手帳やノートを持ち歩いている人はそれを使っても構いません。もちろんスマホや携帯のメモ機能を使ってもいいですが、実際に書くことで頭や身体に覚えさせる効果もあるので、できれば手書きで書くことをおすすめします。

まずLesson1ではダイエットを始めるきっかけを確認してもらいます。

Lesson2では痩せるためにおすすめの、単純な15項目の行動を紹介します。1年間365日、毎日は無理でも期限を決めて、まずは3週間くらいその行動を続けてみてください。一度に実行できれば一番ですが、できることから少しずつ始めてみてもいいでしょう。がんばりすぎず、欲張らず、無理なく実行し、とにかく続けることが大切です。

最後の章ではLesson2で取り組んだことを「これはできる」「これはできない」と区分したうえで、自分ができることを習慣づけていきます。

さらに、ダイエットと貯金の関係についてまとめてみました。一見両者は何の関係もないように見えますが、とても関係が深いことがわかりました。

3週間後、今よりもさらに素敵なあなたになっていることを心より願っています。

※ダイエットによる効果は個人差があります。実施する際はご自身の責任でお願いします。

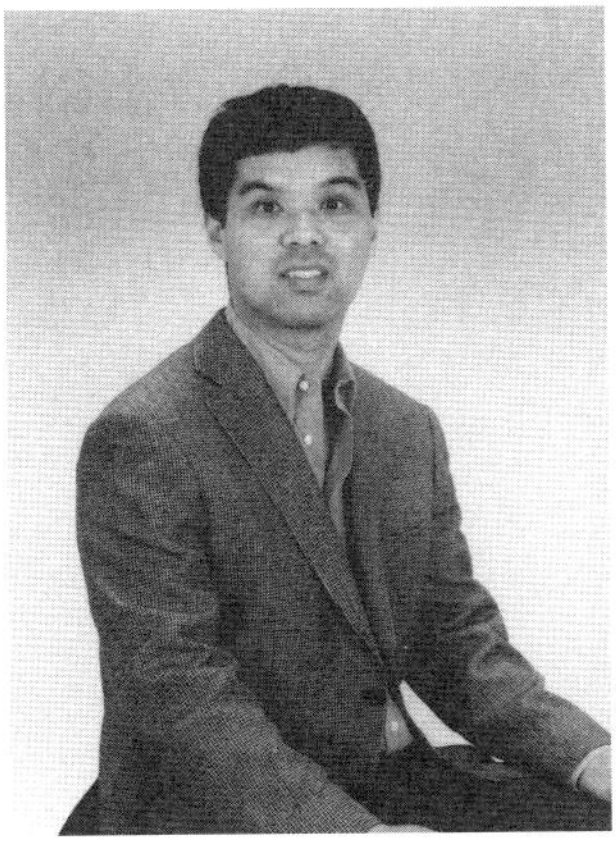

Before

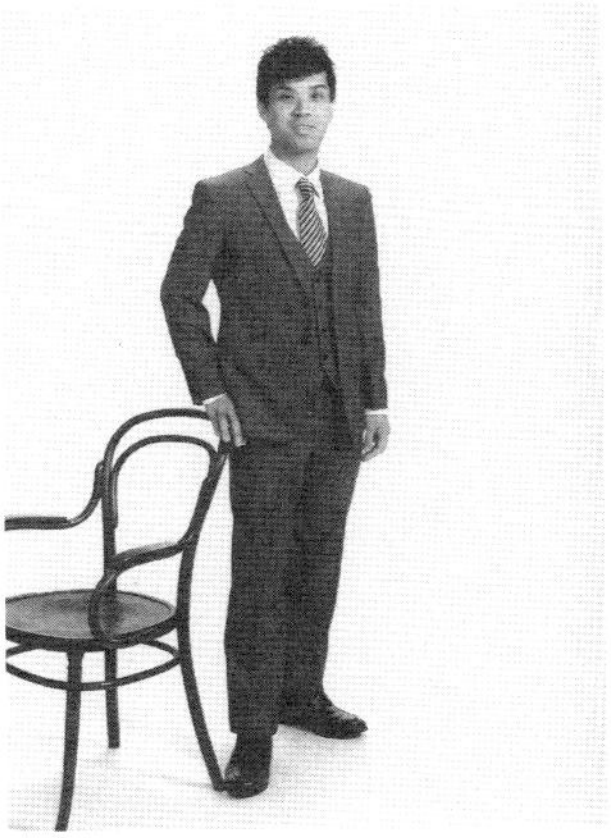

After

安藤正明　体重の推移（身長 178cm）

日付	体重(kg)
3月12日	79.0
14日	79.3
20日	77.3
31日	76.4
4月10日	76.3
20日	76.0
30日	75.8
5月10日	74.4
20日	73.7
31日	71.9
6月4日	70.0
6日	70.8
9日	69.4
16日	68.4
20日	70.8
22日	68.6

日付	体重(kg)
23日	68.2
24日	68.0
26日	68.2
27日	68.0
29日	67.8
7月1日	67.0
3日	66.8
10日	66.0
12日	65.8
14日	65.4
16日	65.0
23日	65.4
24日	64.6
26日	64.4
28日	63.8
8月1日	63.8

日付	体重(kg)
4日	63.2
6日	63.0
12日	63.0
24日	63.0
26日	62.8
9月8日	62.2
9日	62.4
12日	61.8
13日	61.4
15日	61.2
18日	61.0
21日	61.8
29日	62.2
30日	61.8
10月4日	62.0
11日	64.0

日付	体重(kg)
15日	63.2
31日	62.0
11月10日	62.6
18日	62.0
19日	61.0
20日	62.3
30日	61.8
12月5日	61.9
12日	62.3
15日	62.0
20日	61.9
25日	61.3
27日	62.0
28日	61.2
30日	62.6
31日	62.8

※ ▭ の部分は、最高＆最低体重

CONTENTS

Lesson 1　ダイエットをはじめる前に

ダイエットをするきっかけをはっきりさせる

「痩せたい」って、本当に永遠のテーマだと思います。

「絶食ダイエット」や、りんごやバナナなどの「単品ダイエット」「糖質制限ダイエット」など、毎年本当にいろいろなダイエット方法がテレビや雑誌、それから新聞の折り込みチラシなどで紹介されていますが、どれもすぐにブームのように消えてしまいますね。

あれこれ試してはリバウンドしてしまう人を、私は何人も見てきました。

しかしこれらの事実は、裏を返せば「これをやればみんなが絶対痩せるという方法がまだ完全に見つかっていない」証拠なのです。

それもそのはず、ダイエットの本に書かれたとおりにやっても、性別、体重や身長、体形、体質、職業、生活習慣、食べ物の好み、運動習慣などが人それぞれ違うので、結果も十人十色になるのです。

ウォーキングよりもスイミングのほうが効果的？　スイミングよりもヨガのほうが効果的？　あれこれ迷う気持ちもとてもよくわかります。しかし私からしてみると、どれがいいのかというよりも、いかに地道に継続していくかが大切なのです。どの方法でも継続していかないと、効果が出ないと思います。

それから、いつまでも若々しく健康的な体形でいるのが理想ですね。

どう見てもダイエットなどする必要がないのにまるで呪文のように「痩せなくちゃ、痩せなくちゃ」と言っている人はいませんか。あまりに痩せすぎて、しわやたるみの原因になったり、ガリガリになったり、げっそりするのはかえってその人の魅力が薄れる気がします。地味かもしれませんが、短期間で劇的に痩せることよりも「生活習慣を今より少しでも改善していくこと」のほうがとても大切だと私は痛感します。またエステや短期間スポーツクラブに通うことで、一時的に痩せても、時間が経ってあとにまた元に戻ってしまっては全く意味がありません。

さて「なぜダイエットするのか？」を、ここで改めて考えてみましょう。「振られた彼氏や彼女を見返したい」「医師から痩せろと言われた」「身体が重い」「服やズボンがきつくなってきた」など、いろいろと理由はあると思います。ぜひその理由を手帳やノートに手書きで書いてみてください。

ちなみに私がダイエットをするきっかけは体重が79キロ（身長178㎝）を超えてしまったことです。

東日本大震災で、私が勤めている職場も休業を余儀なくされました。いつ仕事が始まるかわからない状態での自宅待機。ただでさえ3交替勤務の不規則な生活なのに生活のリズムがどんどん崩れ、身体が重くなっていくのが自分の中でも日に日にはっきりとわかりました。しかし体重計にのるのが怖くてそのまま放置していました。

しかしある日、覚悟を決めて体重計にのると「79・3キロ」の数値が表示されていました。この数字は私にとっては大変ショックなものでした。

ショックと同時に「このまま80キロには絶対なりたくない！」「痩せなくちゃ！」と決心するとてもいい機会にもなりました。

当時を振り返ると「おなかは出ている」「顔はパンパンに膨れている」「ズボンはキツキツ」「少しの移動でも車を使う」「電車やバスに乗ったらまず空席を探す」「時間があればすぐにお菓子をつまむ」「ジャケットが破れる」など、とてもひどい状態でした。外出するのも身体が重くて正直面倒くさかったほどです。今でもときどき当時の写真を見ることがありますが、本当に今とは別人ですね。

「何となくダイエットしよう」といった適当な理由でダイエットを続けても、本当に「何となく」だけで終わってしまうのです。

太った原因をはっきりさせる

体重が増えてしまったのには何かしら原因があります。そこでまずは自分自身の生活を振り返ってみましょう。ぜひノートや手帳などにメモしてみてください。私もまず自分の１日の生活をメモしてみました。

・早番勤務の場合

5時　起床
5時半　朝食
仕事
11時　会社で昼食
仕事
18時　帰宅、夕食、風呂、就寝

・遅番勤務の場合

20時　起床

21時　朝食
仕事
深夜2時　会社で昼食
仕事
8時　帰宅、夕食、風呂、就寝

・中番勤務の場合

7時　起床
8時　朝食
12時　自宅で昼食
仕事
17時　会社で夕食
仕事

24時　帰宅、風呂、就寝

３交替勤務の不規則な生活ですが、不規則なりにこのリズムを守っていればとくに問題はありません。

しかし実際には食事と食事の間にかなり間食していることがわかりました。1回1回はそれほどではなくても1日にするとかなりの量。「これはまずいぞ！」ということにようやく気づきました。この「自分で気づくこと」や「自分で意識すること」がその後のダイエットの成功に大きく影響します。ただ「体重を減らしたい」「痩せたい」という感情や気合いだけでは、すぐに挫折してしまうのは目に見えています。

私の問題点は「間食」「寝る前の食事」「運動不足」の３点であることに気づきました。

そしてその問題点について自分でどのように思っているか率直な気持ちも書いてみました。

○「間食」

私はタバコを吸いません。お酒もほとんど飲みません。ギャンブルもやりません。その代わり、甘いものが大好きです。和菓子も洋菓子も手に届くところにあればすぐに食べてしまいます。どら焼きは一度に3つ、ケーキなら2つなどぺろりと食べてしまいます。今まではカロリーなど全く意識せずに食べていましたが、ダイエットをするようになり、ケーキなどのカロリーを見て唖然としました。「これだけ食べていれば太って当たり前」だと。逆にこれを少しずつでも減らせば痩せるということもわかったので、ある意味ラッキーかもしれません。

当たり前ですが、食事と食事の時間の間隔が長ければ、おなかもものすごく空いてしまいます。とくに昼食から夕食の間隔が空いてものすごくおなかが空いてしまうと一気に食べてしまう悪いくせがあることに気づくことができました。

○「寝る前の食事」

夜中や朝に帰宅してからコンビニ弁当を食べたり、帰宅途中に牛丼やカレーやラーメンを食べたりしていたこともありました。中番の17時半前後に食べてしまうと、勤務終了の23時過ぎにおなかが空いてしまい、コンビニでおにぎりやからあげ、菓子パンや惣菜パンを買ってしまいました。とどめはアルフォート（ビター味のチョコレート）が大好きなので、多いときは1日に2箱を平気で食べてしまうこともありました。

そしてすぐ寝れば脂肪がたっぷりついて太るのは当たり前ですね。そんな状態で痩せようと思うこと自体、そもそも無理があります。「痩せたい」と言っていた過去の自分にただただあきれてしまいます。

○「運動不足」

太っていたときは「疲れているから」「忙しいから」などとにかく理由をつけて、全く運動をしていませんでした。

食べてばかりで運動もしなければ、体重や体形を維持できるわけがありません。

しかしあるとき、スポーツクラブなどに行かなくても、自分で意識して歩いたりエレベーターやエスカレーターの使用を控えたりすることで、歩く距離が稼げることに気づきました。

今までのダイエットを振り返る

この本を読んでいる方は、おそらくかなりの数のダイエット法に取り組んできたと思います。また、スポーツクラブに通って身体を動かしたり、一時的に食事を抜いたりしてきた人もいるでしょう。もしかしたらサプリメントだけで過ごした人もいるかもしれません。

成功、失敗を問わず、自分がこれまでにどんなダイエットをしてきたかを一度書き出してみてください。できれば「楽しんでやっていた」「嫌々やっていた」「芸能人がやって成功したからやってみようと思った」などとそのときの気持ちも書いてみてください。

In Body測定で自分の身体を把握する

自分の中でなかなか痩せない原因がわかったら、In Body（体成分測定）で自分の今の体形を把握してみましょう。

In Bodyとは、体重、ＢＭＩ、体脂肪率、体脂肪量、姿勢バランス、どこにどのくらい筋肉がついているかなどの筋肉量など、その人の身体のことがすべて数値となって出てくる世界一の精度を誇る体組成計です。スポーツクラブや公共の体育館などに設置されています。

もし近くにIn Bodyを設置している施設がなければ、自宅の体重計や体脂肪計でも構いません。まずは「数値」で見ることがとても大切です。その数字をしっかりメモしてください。

数値を確認したら、ぜひ全身の写真を1枚撮ってください。だれかに見せる必要はないので、専門店などで撮る必要はありません。デジカメやスマホで充分です。写真だと、数値だけでは見ることのできない肉付きなどが客観的に確認できます。撮ったものはスマホのメイン画面やパソコンの壁紙に設定するなど、毎日目にするようにすると意識も高まります。ダイエットの途中で挫折しそうになったときの励みにもなるはずです。

目標を書きだす

数値を確認したら、今度は目標を決めましょう。

「体重を〇キロ減らしたい」「体脂肪を〇％に落としたい」など数字での目標でもよければ「痩せてウエディングドレスを着たい」「振られた恋人を見返したい」などでも何でもよいでしょう。モデルや芸能人などの憧れの人の体形になりたいのであれば、その人の写真などを切り抜いて貼ってみるのもよいでしょう。

「何となく痩せたい」といった曖昧な目標ではなく、具体的に設定することがここでは大切です。

Lesson 2　簡単！　15の習慣を変える

Lesson1で自分のこれまでの日常生活や食生活などを振り返ったところで、それらをもとにしてここからは実際の行動に移していきます。

最初にも書きましたが、スポーツクラブに入るお金やサプリメントを買うお金も必要ありません。特別な設備や知識も必要なく、今すぐ始められることばかりです。時間が必要な項目については、スマホや携帯をいじる時間、テレビやインターネットに費やす時間を数分でもいいので充ててみましょう。

全部で15項目ありますが、長く続けようとすると気が重くなってしまうので、まずは３週間だけのつもりでやり始めることをおすすめします。

STEP１　ドリンクのサイズダウンから始めよう

外出時にカフェでコーヒーやカフェラテを頼むことはありませんか？　飲み物には主にS、M、Lのサイズがありますが、みなさんはいつもどのサイズを注文していますか？

ブラックで飲むというのであれば別ですが、一番大きいLサイズを注文すれば、当然ミルクや砂糖やシロップを入れる量も多くなってしまいます。

そこで、せめてMサイズにダウンして飲むだけでも効果が出てきます。当然価格も安くなるので、出費も減ってきます。

自宅や職場でも今までのコーヒーカップより小さいカップに切り替えて飲んでみるのもよいですね。もちろん砂糖やシロップの量も徐々に減らしていくと、さらによいです。

ＳＴＥＰ２　外食では量が多めなら最初から減らしてもらおう

みなさんも昼食時や週末などに外食する機会があると思います。お店によっては１人前といってもかなり量が多いものもあります。女性の方はとくに量が多いと感じることも多いと思います。

そんなときには残す勇気も必要です。もちろん「残すのはもったいない」という考え方もとてもよくわかります。しかし無理やり食べて太ってしまうと病気にもかかりやすくなり、のちのち苦労するでしょう。

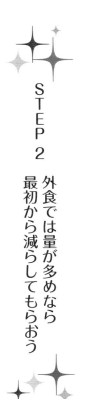

一番良いのは「注文時に店員に量を確認して最初から減らしてもらう」ことですね。料理の注文時に言えば残すこともなく、気持ちよく食べられます。行きつけのお店ならそういった頼みも受け入れてもらいやすいでしょう。

ファストフード店などサイズを選べるお店では、ＳＴＥＰ１のドリンクのサイズ同様、サイズダウンをおすすめします。おなかにも財布にも優しくなりますね。量を減らした分、サラダやスープなどカロリーの少ないものを追加してみるのも1つの方法だと思います。

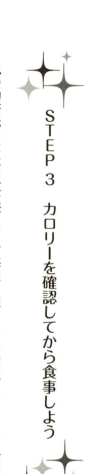

STEP3　カロリーを確認してから食事しよう

私の勤務先には社員食堂があり、毎週月曜日に1週間分のメニューが掲示されます。ダイエット前まではカロリーなど全く考えず、とにかく食べたいものを食べたいだけ食べていましたが、今思えばそれでは痩せなくて当たり前ですね。

今はレストランやコンビニや弁当屋でもカロリー表示が出ています。ちなみにある週の私の会社の食堂のメニューを見ると、スタミナ焼肉726キロカロリー、カツカレー812キロカロリー、さんまの塩焼き316キロカロリー、鯖の煮付け161キロカロリー、冷やし中華３７６キロカロリー、チキンのコーンクリーム添え２７４キロカロリーと表示されていました。

カロリーがわかるときは、まずは、低カロリーなものを選ぶ習慣をつけましょう。あれもダメ、これもダメではストレスが溜まるので、できる範囲で意識するだけでも、効果が出てくるのではないでしょうか。

ちなみに体組成計で有名なタニタの社員食堂は「社内からメタボをなくそう」などという活動でとても有名です。私も東京に行く機会があったので、実際にタニタ食堂に行ってきました。丸の内のタニタ食堂は日曜日が休みなので、五反田のＮＴＴ東日本関東病院の中にあるタニタ食堂に行きました。ＪＲ山手線五反田駅から徒歩で約７分です。食事前の散歩と思えばちょうどいい距離です。

タニタ食堂では、まず自動券売機で食券を買って、自分でご飯をよそいます。お茶碗の内側には「１００ｇと１５０ｇの線」がついていたので、量を見る目安にもなります。感覚に頼りすぎるのではなく、１回１回確認することがとても大切です。ご飯の量は「100gとしてカロリー計算しています」と言われたので、私もあまり盛りすぎないように気をつけました。

テーブルには食事の時間を「はかるタイマー」が置いてありました。量が少なくても、実際に20分以上かけてゆっくり食べてみるとかなりおなかにたまります。

この日のメニューは鶏肉のピーナッツバター焼き定食で、カロリーは525キロカロリーでした。健康やダイエットに興味がある方は一度食べてみる価値はあります。

タニタ食堂は東京の丸の内や五反田をはじめ、各地にあります。提供の日にちや時間、数に限りがあるところもあります。タニタ食堂のホームページで、事前に確認してから出かけることをおすすめします。

食事以外にも私が徹底的に見直したのが缶コーヒーやジュースなどの嗜好品です。最近は「カロリー〇%オフ」「無糖」などと書かれた商品もありますが、「完全にゼロ」というわけではないですよね？　それを毎日朝、昼、夕方、夜と飲んでいたのですから……。相当なカロリー値になります。また「身体にいい」とも考えられるスポーツドリンクにも、実際にはたくさん糖分が入っています。

時には仕事の訪問先などでコーヒーを出してもらうこともあるでしょう。そんなときは、砂糖やミルクを入れずにブラックで飲むようにしています。それはそれでおいしいことがわかりました。

最近では、外出時に水筒にお茶や紅茶やお湯を入れて持っていくようにしているので、自動販売機でジュースを買う機会が激減しました。財布にも身体にも優しいので、これからも続けていきます。

食事量を制限するダイエットももちろん大事ですが、こういった小さな習慣を毎日積み重ねていくのなら、簡単に続けていくことができそうです。

先日、久しぶりに缶コーヒーや缶ジュースを飲む機会があったのですが、あまりの甘さにとてもびっくりして、全部飲むことができずに残してしまいました。２００ミリリットルの小さなサイズでしたが、自分の味覚が変わったことを実感しました。

太っていた頃は、５００ミリリットルのジュースを１日に何度もガブ飲みしていたので、明らかに糖分とカロリーの摂りすぎになりますよね。

そして私は、菓子パンや惣菜パンが大好きで、今でもときどき食べてしまうことがあるほどです。あんぱん、チョコレートパン、抹茶クリームパン、メロンパン、カレーパン、ピザパンなどどれもとても美味しいですね。食事代わりに3つくらい同時に食べてしまうこともありました。

しかしパンは1個食べるだけで500キロカロリー以上のものもあるし、腹持ちもあまりよくないんですよね。そして何よりもたくさんの油が入っています。

「菓子パンや惣菜パンをずっと食べるな」などとは言いません。それがいかにむごいことか、私にはわかるからです。なのでまず、3週間だけ菓子パン&惣菜パン断ちすることをおすすめします。当然スーパーやコンビニなどのパン売り場の近くにはなるべく寄らないようにしてくださいね。

STEP４　飲食費０円で１日を乗り切ってみよう

太っていた頃は出社前に缶コーヒー、午前の休憩時にジュース、昼休みに食事と売店でお菓子、午後の休憩時にまたジュース、帰宅前にコンビニでお菓子といった具合でした。

毎日この繰り返しでは太ってしまって当たり前です。どうしても食べたかったり飲みたかったわけではないのですが、なんとなく口が寂しくてつい惰性でそのような行動を取っていました。

かかっていた金額を計算してみたら1日で1000円近く使っていました。前述しましたが、最近は水筒を持参しているため飲み物代はかかりませんし、お弁当を持参することもあります。さらに出社前の缶コーヒーと帰宅前のコンビニをやめ、０円で1日を過ごすことができた日もありました。

もちろん職場の付き合いや友達付き合いでなかなかできないこともありますが、ただ惰性で使っていたお金がいかに多かったことか。自分自身の出費を見直すととても良い機会にもなりました。

STEP 5　食べる前にひと呼吸置こう

私は今でも食べることが大好きなので、できるだけ食べる量を減らさずにいかにダイエットを続けていくかにとても関心があります。

小さな心がけですが、

「お菓子を食べる前に家計簿をつける」
「ジュースを飲む前にストレッチをする」
「夕食前に部屋を10箇所片付ける」

「郵便物を処理してからお菓子を食べる」

など簡単な課題を1つ設定してそれを達成してから食べるようにしています。

食べる前に1つ作業をすることでドカ食いが減りました。

STEP６　食べる順番を変えてみよう

毎回の食事であなたは何から順番に食べますか？？？　ご飯から？？？　それともおかずから？？？

今まで私はまずご飯を食べ、おかずを食べ、サラダを食べ、合間に汁物といった順番でした。

ダイエットのセミナーで講師から「汁物から先に摂ろう」とアドバイスされたので、最近は「味噌汁やスープなどの汁物や海藻↓野菜や納豆や豆腐などのタンパク質↓

おかず→ご飯やパンの主食」の順番で食べています。

汁物でまず体を温めてから、納豆や豆腐などを食べるとかなりおなかが満たされます。それから肉や魚などのおかずを食べ、最後にご飯やパンなどの主食を食べると少量でも満足できます。私のようにドカ食いするくせのある人もそれを防ぐことができ、とてもおすすめです。

STEP 7　夕方以降の甘いものは控えよう

「タバコも吸わない」「お酒もほとんど飲まない」「ギャンブルもやらない」自分にとって、甘いものを食べる時間は本当に至福のひとときです。まんじゅうなどの和菓子、ケーキやシュークリームなどの洋菓子、どちらも大好きです。あれば本当に底なしのように食べてしまいます。

「甘いものを食べるのはダイエットによくない」とよく言われます。甘いもの好きの私にとっては、それを制限したら生きていることがとても辛くなってしまいます。そんなマイナス気分の状況では、ダイエットも長く続くわけがありません。

そこで朝10時や午後３時の休憩時間などに間食として食べることを自分に許しています。

その代わり、太りやすくなる夕食以降は甘いものはいっさい断ちます。

完璧を求めすぎずに「良い意味での逃げ道」を作ることも大切です。

食後のデザートで注文する時も「何となく」ではなく「今日はこれを食べる」と意識して注文したいですね。そして意識して注文したものは、ゆっくりとよく味わって食べるようにします。

STEP 8 ドカ食い、食べ過ぎは仕方ない！ 3日かけてリセットしよう

「ドカ食いしちゃった」「おなかいっぱいまで食べちゃった」……私はダイエットに成功した今でもしょっちゅうやってしまいます。とくに会合や飲み会などみんなで食べる場では、どうしても大量の料理を食べてしまいます。

今までなら、ここでズルズルとリバウンド街道まっしぐらでしたが、リセットすることを覚えました。やってしまったことはしょうがない。みんなでいるときに、ダイエットしているからと食事を断るのも感じが悪い。ならば、あとから調整すればよいのです。

私の場合は食べ過ぎてから3日（72時間）かけて食べる量を調節していきます。

ご飯の量も減らしますし、外食時の食事量も減らします。おなかが空いていなければ朝食はスープやバナナなど軽めで済ませることもあります。

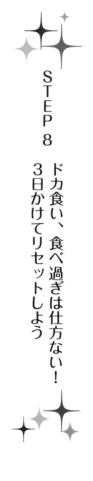

食事抜きなど一気に減らすのは、身体への負担も多いのであまりおすすめできません。

その点、3日かけて少しずつ減らす方法なら、間食を抜くだけなどですみますし、簡単なのでモチベーションも維持できるちょうどいい期間だと思います。

食べてしまったものは後からどうすることもできません。暗い気持ちで食べ過ぎを悔いるのではなく、どう挽回していくかに気持ちを前向きに切り替えていきたいですね。

また、2食続けて食べ過ぎないようにします。昼にいっぱい食べて、夜もいっぱい食べていることはありませんか？　それでは胃や腸にもかなり負担がかかっています。

楽しむべきところは楽しみ、抑えるべきところは抑える、めりはりをつけた食生活ができたら最高です。

STEP 9　エレベーターやエスカレーターをやめて階段をたくさん歩こう

エステやスポーツクラブに行くのもいいですが、その前にまず私は毎日階段を歩くことをおすすめします。学校や職場や駅などでエスカレーターやエレベーターを当たり前のように使っている人は、今日から階段を利用してみましょう。駅などでは、エスカレーターやエレベーターは混んでいるのに階段はとても空いているという光景をよく見かけます。混雑を避けてエレベーターの2回待ちをしている人もいます。そんなときは、階段を使ったほうが空いていますし、早く着く場合もあります。

職場や教室が上の階にある人なら1日に何回も階段を使えば、少なくとも足腰が丈夫になります。下から上まで全部階段を使うのがきついのであれば「1階から3階まで階段にする」といった部分的な利用でも効果はあります。余裕があるときは、1段飛ばしをしてみるのもいいですね。もちろん転ばないように、歩くときは充分気をつけてくださいね。

体調が悪かったり荷物が多かったりするときは無理することはありませんが、一番手軽にできる運動です。

ＳＴＥＰ10　用事は遠いほうを選ぼう

出社前や帰宅後など、改めて歩く時間を確保するのは、現代の忙しい社会人にはなかなか困難です。日常生活の中で歩く機会を増やせれば、改めて時間を確保せずにすみます。

たとえばＡＴＭはコンビニではなく、多少遠くても信用金庫や銀行などの金融機関を探す習慣をつけましょう。

最近はＡＴＭが設置されているコンビニがほとんどなので、つい一番近いコンビニに行きがちです。手数料を払えば土日祝日関係なく深夜も利用できてとても便利ですし、緊急な出費にはとても役に立ちます。

しかも、コンビニに入れば食べ物もあるし飲み物もあるしスイーツもとても豊富。コンビニ側も、あの手この手で買わせる努力や工夫をしています。いくら気をつけようと意識していても人間は所詮弱い生き物なので、お金をおろしたついでに何か買っていこうとついつい品物に手が伸びてしまいます。

しかし、昔はそもそもコンビニＡＴＭなどなかったはずですし、だれもがみな金融機関まで歩いていたはずです。

金融機関を利用すれば、手数料が安くなる場合も多いはず。節約もできて運動もできるなんて、理想的ではありませんか？

また、駐車場に車を停めるときには、つい目的のお店に近い場所を探してしまいますが、荷物が多かったり天気が悪かったり体調が悪いとき以外は、なるべく遠くに停めて、たくさん歩くようにしましょう。

STEP 11　隙間時間に身体を動かしてみよう

ダイエット成功に向けて「あれもやる」「これもやる」と強い決意でやるのはとてもいいことですが、なかなか長続きしませんね。

私も含め、多くの人が楽をして痩せたいと思うのが正直な気持ちではないでしょうか？　痩せるために毎日走ったり泳いだりするのは、とても労力がいります。運動が好きな人ならストレス解消にもなりますが、運動が苦手な人にはまさに苦行です。

そこで、ほんの一瞬の、食べ物や飲み物をレンジで温めている間や、トイレに寄ったときなどの隙間時間を利用してみませんか？

簡単なスクワット、足踏み、腕ふりなど、気軽にできる範囲で大丈夫です。

私は今も、隙間時間を有効に活用し続けています。

どれも回数にすれば数回程度、時間にして数秒から30秒程度です。小さなことですが、毎日続けていれば大きな力になります。

・両手で腕ふり（30秒）
・左足を前に右足を後ろで腕ふり（30秒）
・右足を前に左足を後ろで腕ふり（30秒）
・もう一度両手で腕ふり（30秒）
・10秒1ポーズストレッチ（15種類とすれば、合計150秒）
・腕立て伏せ（20回から30回）
・スクワット（20回から30回）
・右足回し（外回し10回、内回し10回）
・左足回し（外回し10回、内回し10回）

慣れれば全部やっても10分以内で終わります。

私の場合は、気が乗らなければ途中省略することもあるし、やる気があるときは回数を多めにやるといった感じです。

スクワットや腕立て伏せも自己流でやるのではなく、地域の体育館などで指導員から正しいやり方を教えてもらえると、けがをせずに、効果的に取り組むことができます。

「完璧を求めすぎず、ダラけすぎず」、ほどほどにやるのがいいようです。

STEP 12　掃除をしてみよう

「ダイエットと掃除なんて関係あるのか？」と聞かれることがよくありますが、大いに関係あります。

身のまわりを綺麗にするという行動は、心にも良い影響を与えます。綺麗なお寺の庭にはゴミなどありませんよね？　ゴミを捨てる雰囲気にすらなれないからでしょう。私は掃除が苦手なので偉そうなことは言えませんが、まずは自分の部屋、机まわり、車、トイレ、お風呂など、場所を限定して掃除してみてはいかがでしょうか？　丁寧にやればやるほど身体が動くので、爽快感があります。

綺麗になった場所では、ながら食いなどする気分にはなれません。

自分の身のまわりが綺麗になったら、地域の清掃活動などに参加してみるのもいいでしょう。

掃除をする時間がないときは、「鏡」を綺麗にしてみるのはいかがでしょうか。鏡は毎日使っているだけに、よく見ると水滴などで汚れがちです。

洗面所などで歯磨きをしたり顔を洗ったりする時、毎日鏡を見ますよね？

ダイエット中の人は体形を確認するために鏡を見ることも多いと思います。

せっかく努力して痩せて綺麗になろうとしているのに、鏡が汚いと綺麗に見えませんよね？　それではとてももったいないです。

綺麗にするという行動は、心にも良いです。

綺麗な鏡で自分を見れば、いつも以上にイケメン&美人に見えるかもしれませんね。

STEP 13　定期的に体温を測ってみよう

普段体温を測ることはありますか？　多くの人は風邪をひいたときや体調が悪いときでもないかぎり、測ることはないと思います。

しかし体温とダイエットは大きく関係があります。体温が1度下がると基礎代謝量が約12パーセントも減ってしまうとも言われているのです。

私はダイエットを始める前は36度前後、低いときでは35度でした。そこで、冷たい食べ物を控え、温かい食べ物を摂るようになってからは36度3分前後を常にキープしています。

健康なときでも定期的に体温を測ってメモをするくせをつけてみてください。体温を上げて基礎代謝も上げれば、よりダイエットしやすい身体になってくるでしょう。定期的に測っていれば、風邪をひいたときに普段よりどれくらい体温が上がっているかを数字で比較することもできます。暑い夏はどうしても冷たい飲み物やアイスクリームに手が伸びてしまいますが、なるべく控えるようにしたいですね。

STEP 14　ダイエット宣言をしよう

ダイエットをしている最中、私は知人に街中でバッタリ会ったことがあります。そのとき、「とても痩せて身体がスッキリしたね」と声をかけてもらいました。別の人からも「痩せた？」と声をかけられました。自分ではまだ意識していないときでしたが、人から体形の変化に気づいて褒めてもらえ、とてもうれしかったです。

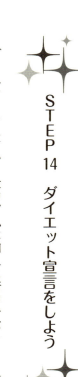

ダイエットを始めるときは、よく会う人にダイエット宣言をしましょう。そして、どんどん外に出て人と会ってみてください。

人に会うことで緊張感も保てますし、身なりにも気を遣いますからね。

相手はだれでもいいですが、できればダイエットに成功した人や普段から体形を意識している人に会うことをおすすめします。鈍感な人ではなかなか気づかないかもしれませんが、ダイエットに関心がある人であれば、相手の体形の変化にとても敏感です。「顔、小さくなった?」「身体、引き締まった?」などと言ってもらえる可能性が高くなります。

がんばっているときに、何か一つでも前向きな言葉をかけてもらえたら、きっと励みにもなりますよね。素直にうれしいですし、ダイエットを続けていくモチベーションも上がりそうです。

そして相手からはぜひダイエットの失敗談を聞いてみてください。今ダイエットに成功している人でも、最初から成功している人はほとんどいないと思います。私もいろいろな方法を試して、たくさん失敗してきました。だれもがみな試行錯誤を経て、ようやく今のやり方や体形に到達しているはずです。

成功談はとかく自慢話になりがちなので、聞いているのも大変ですし、本や雑誌などでも多く見ることができます。しかし失敗談を聞く機会はなかなかありません。もし相手から許可をもらえれば、メモを取ってください。

人によっては過去の失敗談など話したくない人もいるかもしれませんが、「私のダイエットの参考にしたい」などと丁寧にお願いすれば、きっと受け入れてもらえると思います。

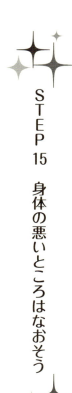

STEP 15　身体の悪いところはなおそう

ダイエットをするのに、体調が悪くてはなかなか思うような生活ができないと思い

郵便はがき

料金受取人払郵便

新宿局承認

1748

差出有効期間
平成30年 6 月
30日まで
（切手不要）

1 6 0 - 8 7 9 1

843

東京都新宿区新宿1－10－1

(株)文芸社

愛読者カード係 行

ふりがな お名前		明治 大正 昭和 平成 年生 歳
ふりがな ご住所	□□□-□□□□	性別 男・女
お電話 番　号	（書籍ご注文の際に必要です）	ご職業
E-mail		
ご購読雑誌(複数可)		ご購読新聞 新聞

最近読んでおもしろかった本や今後、とりあげてほしいテーマをお教えください。

ご自分の研究成果や経験、お考え等を出版してみたいというお気持ちはありますか。

ある　　ない　　内容・テーマ（　　　　）

現在完成した作品をお持ちですか。

ある　　ない　　ジャンル・原稿量（　　　　）

書　名				
お買上 書　店	都道 府県	市区 郡	書店名	書店
			ご購入日	年　　月　　日

本書をどこでお知りになりましたか?

1.書店店頭　2.知人にすすめられて　3.インターネット(サイト名　　　　　　　　)

4.DMハガキ　5.広告、記事を見て(新聞、雑誌名　　　　　　　　)

上の質問に関連して、ご購入の決め手となったのは?

1.タイトル　2.著者　3.内容　4.カバーデザイン　5.帯

その他ご自由にお書きください。

(　　　　　　　　　　　　　　　　　　　　　　　　　　　　　　)

本書についてのご意見、ご感想をお聞かせください。

①内容について

②カバー、タイトル、帯について

弊社Webサイトからもご意見、ご感想をお寄せいただけます。

ご協力ありがとうございました。

※お寄せいただいたご意見、ご感想は新聞広告等で匿名にて使わせていただくことがあります。

※お客様の個人情報は、小社からの連絡のみに使用します。社外に提供することは一切ありません。

■書籍のご注文は、お近くの書店または、ブックサービス(フリーダイヤル0120-29-9625)、セブンネットショッピング(http://7net.omni7.jp/)にお申し込み下さい。

ます。

たとえば歯。歯とダイエットは関係があります。

早食いの人は「よく噛んで食べてください」と指導されることが多いと思いますが、早く食べると、どうしてもよく噛めずに飲み込むようなかたちになります。毎回飲み込むような食べ方をしていると、どうしても食べる量が多くなってしまいます。歯が痛くてよく噛めないときも同じことになります。

歯に痛みがある人は、この機会にぜひ歯医者さんに行って歯の治療をしてみてください。もちろん今歯が丈夫な人も定期的に通うことで、歯に対する意識がとても高まります。歯磨きのやり方の指導などもしてもらえるので、とても効果があります。私も３カ月に１回定期的に歯医者に通うようになってから、「よく噛んで食べる意識」がとても高まりました。歯の定期健診とクリーニングだけなら30分程度で済みます。いつまでも健康な歯でよく噛んで食べることをこれからも意識していきます。

3週間、お疲れ様でした。長く感じましたか？　それともあっという間でしたか？　Lesson1で具体的に目標を立てましたが、目標の体重に到達しないからといって不安になったり、イライラしたりすることもあると思います。そんなときに、ダイエットをやめてしまうというパターンも多いですが、せっかくここまで頑張っているのに、それはとてももったいないことです。

数字には現れないかもしれませんが、どの人にも身体に何かしら変化があるはずです。ぜひその変化をメモしてみてください。

「ズボンがゆるくなった」

「足のサイズが小さくなって靴がぶかぶかになった」

「歩くのが楽しくなった」

「性格が前向きになってきた」

「愚痴を言わなくなった」
「言葉使いが穏やかになった」
「我慢強くなった」
「飲み会で食べる量が減った」
「何となく身体が軽くなった」
「集中力が増した」
「すぐ満腹になるようになった」
「階段が楽になった」
「肩こりや腰痛がなくなった」
「風邪をひきにくくなった」
「疲れにくくなった」

などなど。たとえほかの人に言ったら笑われるような内容だとしても、何かしら感じることができたらいいですね。

小さな変化を少しずつ繰り返せば、あるとき大きな変化につながるはずです。
基本は「食べ過ぎたら太り、食べ過ぎなきゃ痩せる」ということ。
ここまで読んでもらった皆さんには、このことに気づいていただけたかと思います。

Lesson 3　3週間たったら…

○×で得意な項目を見極めよう

Lesson2が終わったら、もう一度In Bodyなどで体重、ＢＭＩ、体脂肪率、体脂肪量、筋肉量、体水分量を測定してメモしてください。

合わせて全身の写真も撮ってみてください。

数値的に３週間前と何か変化はあったでしょうか？　数値は変わったけど体形は変わらない、体形は変わったけど数値は変わらないなど、いろいろな感想があると思います。

変化のあるなしにかかわらず、思い当たること、感想や気持ちなどもメモしてください。

３週間の内容の中でも、簡単にできたこと、嫌で嫌でやる気にならなかったこと、人それぞれだと思います。気分が乗らずに嫌々やった日もあるはずです。だれにでも得意分野や不得意分野があるように、ダイエットに関してもあなたに合うダイエット、合わないダイエットがあります。

合わないダイエットをいつまでもやっても効果は薄いため、自分でもできそうなことを見つけてなるべく毎日継続することがとても大事です。

次のように、3週間続けた15項目の中で、「自分にはできる」「自分にはとても無理だ」などと自分の中で整理してみましょう。

題して「○×式ダイエット」です。

ＳＴＥＰ１　ドリンクのサイズダウンから始めよう　↓○　×
ＳＴＥＰ２　外食では量が多めなら最初から減らしてもらおう　↓○　×
ＳＴＥＰ３　カロリーを確認してから食事しよう　↓○　×
ＳＴＥＰ４　飲食費０円で１日を乗り切ってみよう　↓○　×

STEP 5　食べる前にひと呼吸置こう　↓◯　×

STEP 6　食べる順番を変えてみよう　↓◯　×

STEP 7　夕方以降の甘いものは控えよう　↓◯　×

STEP 8　ドカ食い、食べ過ぎは仕方ない！　3日かけてリセットしよう　↓◯　×

STEP 9　エレベーターやエスカレーターをやめて階段をたくさん歩こう　↓◯　×

STEP 10　用事は遠いほうを選ぼう　↓◯　×

STEP 11　隙間時間に身体を動かしてみよう　↓◯　×

STEP 12　掃除をしてみよう　↓◯　×

STEP 13　定期的に体温を測ってみよう　↓◯　×

STEP 14　ダイエット宣言をしよう　↓◯　×

STEP 15　体の悪いところはなおそう　↓◯　×

まずはできることを確実に取り組んでいきます。習慣になれば毎朝の歯磨きやトイレに行くのと同じくらいの感覚になり、もはや生活の一部になります。そこまでいけたらもうしめたものです。

できないことは、ハードルを下げてみるなど、自分のレベルに合わせた設定から始めるのもよいでしょう。できないことを少しずつでも減らしていくようにします。

もちろんLesson2で実行した15項目以外にも、「ダイエット関係の本を買ってみる」「ダイエット関係のセミナーに行ってみる」「ヨガやピラティスのレッスンに参加してみる」「自転車通勤や徒歩通勤に変えてみる」「運動サークルに入会する」など、自分でできそうなことがあったらぜひ取り入れてみてください。他人に言われてやるのと自分から考えて実行するのとでは大きく違います。

何でもそうですが、同じことを毎回繰り返しやっていると、どうしても飽きが出てきます。身体を損なわない程度に自分でアレンジしてもらっても構いません。

モチベーションが下がったときは、これまで書いてきた手帳やノートの記録や写真を繰り返し見直してください。

きっとどんなダイエット本よりも、あなたのモチベーションを盛り上げてくれることでしょう。

私もリバウンドしそうなときはいつも79キロの自分の写真を見直しています。

「あの頃の自分にはもう二度と戻りたくない」と自分を奮いたたせています。


さて、ここまでいろいろとやってみたけれど、どうしても効果が出ないと悩んでいる方はいませんか?

そんな方にはぜひ近くのお寺に行ってみることをおすすめします。

お寺の中は庭や参道なども綺麗に整備されているところが多いので、歩くだけでもとても気持ちがいいです。お参りやお墓参りをするだけでももちろんいいですが、お寺によっては座禅や写経、読経、ヨガなどを体験できるところもあります。また宿泊可能なお寺もあります。有料になりますが体験講座などで住職の法話を聴けるところもあります。

新鮮な空気のお寺で、集中して座禅などに取り組むと呼吸も自然とゆったりしてきます。いかに日常の呼吸が浅くて速いかに気づくはずです。お寺の本堂は空気も冷えているので、しゃきっとした気分になり、背筋も伸びて姿勢もとてもよくなります。お粥や精進料理などを食べれば日常の食事の味の濃さに気づき、自然とダイエットのモチベーションも上がってくることでしょう。

厳しい修行を経験した住職の話はとても重みがあります。また世話好きな方や話し好きな方が多いので、いろいろな話を聞かせてもらい自分の人生を見つめ直してみるのも楽しそうですね。

ダイエットで無駄遣いも減少

ダイエットで痩せると、身体だけでなく、ほかにも多くの効果が現れてきます。「肌が綺麗になった」「貯金が増えた」「食費が減った」「健康に気を遣うようになった」「周囲が優しくなった」「マッサージに行く回数が減った」など、本当にいいことずくめです。

私の場合はその中でも無駄遣いが大幅に減りました。今までお金を湯水のごとく使っていたのが嘘のように大切に使うようになりました。

ダイエットと同じように、使った金額をメモする習慣をつけたからでしょうか。まず1カ月の出費の合計を出し、翌月の計画を出して実行してみます。この繰り返しを何度もしていたら、とくに食費、嗜好品、整体・マッサージ代が大幅に減りました。

私はかつて、外食はバイキングや食べ放題にばかり行っていました。食堂に行っても何かの定食の大盛りに必ずもう1品追加してデザートも頼んでいました。

痩せてからあまりにも食べる量が減ったので、お店の人から「あれだけ食べていたのだから太っていて当たり前だ」とも言われました。

整体・マッサージも太っていた頃は毎週のように通っていました。90分で1万円くらいかかりました。それが毎週だから、少なくとも毎月4万円以上使っていたことになります。4万円あればそこそこいい旅行ができますね。4万円という金額ももちろんもったいないですが、毎回90分かけていた時間はもっともったいなかったと思います。

また、整体やマッサージに頻繁に通っていた頃は、強めの施術でないと全く効かなかったのですが、最近は弱めの施術でも「痛いからもう少し弱めにしてください」という状態です。太っていた頃を知っている整体師やセラピストも、私の体形の変化にとてもびっくりしています。

嗜好品も大幅に減りました。太っていた頃はジュースやお菓子を買ったり、菓子パンや惣菜パンを買ったり、もうやりたい放題でした。今でもときどきは買いますが、頻度や個数は大幅に減りました。

買うとしても、以前は１個当たりの単価が安いと大袋サイズを買っていましたが、今は小袋サイズでもう充分です。

太っていたために使っていたお金を、理美容費や衣服費、自己投資に充てるなど、お金の使い方も大幅に変わってきました。以前は当たり前のように使っていたコンビニＡＴＭもネット銀行利用時だけに限定して使うなど、使い方にも大きな変化が出てきました。財布をズボンのポケットや鞄の中に入れっぱなしにすることもやめました。

家計簿の管理だけでなく、毎月の預貯金の把握もできるようになりました。増えたときには増えた理由を、減ったときには減った理由もメモすることで、単純な金額の羅列でなく自分の気持ちの入った表になりました。

そして何と言っても一番の改革は、２年前に口座開設した地元の信用金庫との付き合いです。

キャッシュカードを敢えて作らず、その都度窓口に行って必要な金額を毎回新札でおろすようにしました。

それまで新札を使うときと言えば、結婚式のご祝儀くらいでした。あとはATMでおろしたお札の中にたまたま新札が混ざっていて喜んでいたことがたまにあったくらいです。

たしかにキャッシュカードがないと、窓口が開かない平日の夕方や土日祝日、年末年始はもちろんお金をおろせません。窓口に行く時間や、払い戻し用紙への記入・押印などの労力もかかりますが、その分、今の自分にとってお金がどれくらい必要かをその都度考える機会にもなり、「やりくりする」という意識が芽生えました。何よりしわや折り目が1つもない綺麗な新札を財布に入れていると、あまり無駄遣いする気分にもなれないのです。

支払いの仕方も大きく変わりました。今まではやたらとお札を使っていましたが、まずは硬貨から使うようになりました。相手が受け取りやすいように向きを揃えるなど、お金の払い方がとても丁寧になったような気がします。
自分の買い物だけでなく、何かの会費の支払いや寄付金などでも新札を使うようになると、周囲からも一目置かれる存在になります。信用金庫などの金融機関やお店や地域の人からも「お金をとても大切にしている人」というイメージを持ってもらえます。

せっかく綺麗な状態でもらった新札を汚したくないので、折り目がつかないように二つ折り財布から長財布に替えてみました。そして仕切りごとに手前から千円札、五千円札、一万円札と分けて入れるようにしました。小銭やカードで膨らませたくないので、小銭入れやカード入れを新たに用意して、長財布はお札限定にするようにしました。もちろんお釣りなどで古いお札をもらうこともありますが、そんなときは地元の信用金庫や銀行などの金融機関に行けば、新札に両替できます。私がいつも利用している信用金庫では一定枚数までは無料で新札に両替してもらえます。綺麗になったお札を長財布に入れると、それだけでとても気持ちがよくなります。

お金の話を長々と書きましたが、貯金をしたい人には私はまずダイエットをおすすめしたいくらいです。

お金の話については機会を見つけて、ぜひこの続きもまた書いてみたいと思います。

ダイエットで人生が変わる

ダイエットを通していろいろな変化があることをここまで書いてきました。

成功した人を見ると身体がすっきりしただけでなく言葉が前向きになり、表情もとても生き生きしているように見えます。顔も引き締まり、まるで別人のようです。見た目だけでなくダイエットに成功したことで心の中も変化したようです。

今まで引っ込み思案だった性格の人が積極的になることもあります。いろいろなことに挑戦している姿を見ると、こちらまで嬉しい気持ちになり、応援したくなります。

みんなが身体も心も健康になって楽しい人生を送るために有意義にお金を使っても

らえたら、もっともっと世の中が明るくなると信じています。

だからあなたがダイエットに成功したら、今度はぜひ周囲でダイエットに悩んでいる人の力になってあげてください。そしてLesson2でも書きましたが、あなたの失敗談をたくさん紹介してあげてください。自慢話にはなかなか共感できないけれど、失敗談には人は共感しやすいものです。心にもゆとりができた今ならきっとできるはずです。

ダイエットを通して、身体だけでなく、あなたの心や人生も変わればとても嬉しいです。

おわりに

最後まで読んでいただき本当にありがとうございます。「半年で18キロ痩せた」と話すと多くの人から「薬?」「病気?」「何か危ないことに手を出した?」などと言われます。どうも変なことをして痩せたと思われるようです。

そんな言葉とは正反対に「その経験を伝えてみたら」「ぜひ詳しい体験を聞きたい」などの声もたくさんあったため、今回の執筆に至りました。

ダイエットをしたい人と話していると、

「どうせ私にはダイエットなんてできっこない」

「痩せたいけど、運動は面倒くさい」

「スタイルはよくなりたいけど、食べ物はいっぱい食べたい」

「楽をして痩せたい」

など、やる前からいろいろな言い分というか、言い訳があります。

「できる」か「できない」よりも、まずは「やる」か「やらない」のほうが大事です。たとえダイエットの知識が豊富でも、あまり頭の中で考え込まずにまずはやってみる。そこから自分に合った方法を見つけてみる。そして自分に合った方法で続けてみる。その行動力のほうがよっぽど大切だと思います。

失敗したりうまくいかなかったらそこで諦めてしまわずに、また元へ戻ってやり直せばいいのです。

辛いときやモチベーションがどうしても上がらないときは、あなたが節目節目でメモしてきたことや写真を見てみてください。きっとどんなダイエット本よりもあなたに勇気やヒントを与えてくれるはずです。

偉そうなことばかり言ってきましたが、私も実際に5キロ痩せてはリバウンドするなど、何度も何度も失敗しました。でもたくさんの失敗があったからこそ、今があり、ここで本を書いている自分がいるのも事実です。

おわりに

実は今回の執筆中に数年ぶりに3週間風邪をひいてしまいました。以前なら「この大切な時期に風邪をひくなんて」「何でこんなことになるんだろう」などと悔やんだりしましたが、「余計な外出をせずじっくり書く時間が増えた」「じっくり身体を休めなさいというサインだ」などと、プラスに考えることができました。

ダイエットによって、身体だけでなく心の中や人生観も変化した証拠です。

最後になりましたが、「本を書いてみたい」と言ったとき、多くの人から「絶対にできっこない」「本なんか書けるわけない」などと随分とたたかれました。そんな中「安藤さんの穏やかさや優しさが文章に出るといいね」と施術で会うたびにいつも応援してくれたカオリマジックのひえいかおりさん、「安藤さんの手相には立派な文才線が出ているからぜひ挑戦してみたら」と背中を押してくれたLumiereの妃宮美伶さん、お二人に会うことがなかったら、きっとこの本を書くこともなかったと思います。

そして初めての出版で右も左も分からない私を打ち合わせ時はもちろん、電話やメールなどでもいつも優しく温かく応援してくれた文芸社のみなさんにも心より感謝したいです。本当にありがとうございます。

ダイエットを通してあなたの人生が、より前向きで明るい人生になることを心より願っています。

安藤　正明

参考文献

いしはらゆうみ著『プチ断食ダイエット』（サンマーク出版）
岡田斗司夫著『いつまでもデブと思うなよ』（新潮社）
土井里紗著『食べても食べても太らない食べかた』（日東書院本社）
『止まっているだけ！　10秒1ポーズダイエット』（主婦の友社）
パパイヤ鈴木著『デブでした。目標を決めない「なんとなくダイエット」で劇的変身！』（武田ランダムハウスジャパン）

著者プロフィール

安藤　正明（あんどう　まさあき）

静岡県御殿場市出身、掛川市在住。
1976 年（昭和 51 年）７月生まれ。
製造業の工場で 14 年間３交替勤務をしている。
2011 年３月に体重が「79.3kg」に達したのを機会にダイエットに挑戦。
半年後の９月に「61kg」まで減量した「18kg」のダイエットに成功。
その後も大きなリバウンドもなく、60kg 台をキープ。

簡単！　15 の習慣を変えて、18 キロやせたダイエット

2016年９月15日　初版第１刷発行

著　者　安藤 正明
発行者　瓜谷 綱延
発行所　株式会社文芸社
〒160-0022　東京都新宿区新宿1－10－1
電話　03-5369-3060（代表）
03-5369-2299（販売）

印刷所　神谷印刷株式会社

ISBN978-4-286-17515-7